AF246832

DESCRIPTION

TOPOGRAPHIQUE, MÉDICALE ET CHIMIQUE

DES

BAINS DE BADEN-BADEN

(Grand-duché de Bade)

PAR LE

Dr AIMÉ ROBERT

de Strasbourg

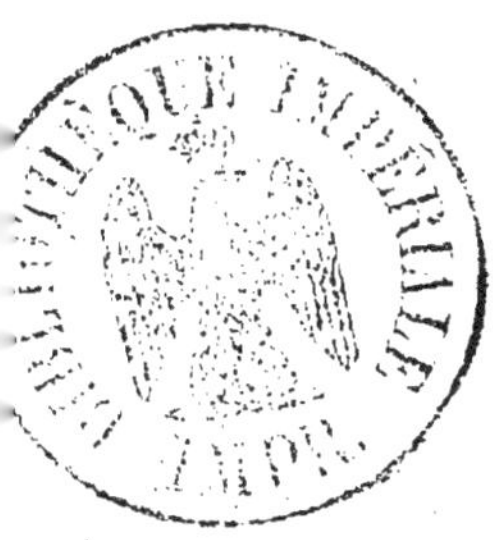

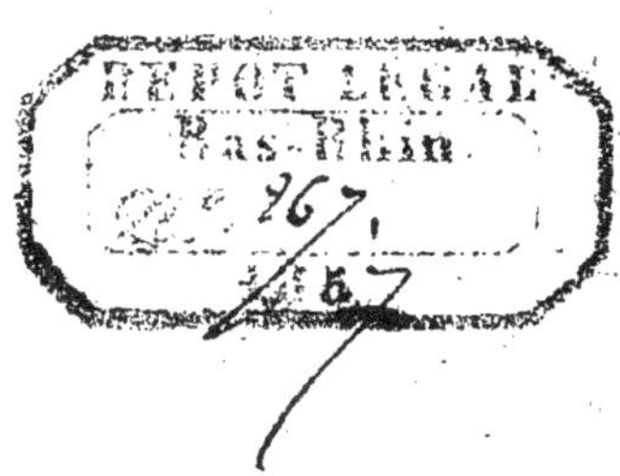

STRASBOURG

IMPRIMERIE DE G. SILBERMANN, PLACE SAINT-THOMAS, 3

1857

DESCRIPTION

TOPOGRAPHIQUE, MÉDICALE ET CHIMIQUE

DES

BAINS DE BADEN-BADEN.

Bade est une petite ville d'environ 6000 habitants, à deux lieues du Rhin, deux lieues de Rastadt, sept de Carlsruhe et neuf de Strasbourg. Elle est située à 200 mètres au-dessus du niveau de la mer, et pittoresquement bâtie, à l'entrée d'une charmante vallée, sur le penchant d'une colline dont les pieds sont arrosés par l'Oos. Cette position la protége contre les vents du nord et de l'est.

Le climat de Bade est doux et très-tempéré, les oscillations atmosphériques n'y sont pas brusques, le thermomètre ne s'élève pas au-dessus de 30° c. environ en été; et en hiver il est rare qu'il descende au-dessous de 3° c. D'après Schreiber, la moyenne de la température à Bade est de 9° à 10° c. Aussi l'hiver y est court, peu rigoureux, et pendant l'été la chaleur n'y est pas accablante, parce qu'elle est tempérée par les brises qui descendent des montagnes.

La première couche du terrain de Bade consiste en humus, ce qui explique la grande fertilité et la vigoureuse végétation de cette contrée. L'origine de Bade est très-ancienne, cette ville fut fondée par les Celtes venus de la Gaule, environ six cents ans avant Jésus-Christ. Les Romains s'en emparèrent sous le règne d'Auguste, et lui donnèrent le nom de *Civitas aquensis*; plus tard, sous le règne de Caracalla, elle fut appelée *Civitas Aureliana*. Les empereurs Trajan, Adrien, Antonin et Caracalla la visitèrent souvent et se plurent à l'embellir. Cette splendeur fut de courte durée, la décadence romaine commença : les Alemans s'emparèrent de Bade et s'empressèrent de détruire ses villas, ses thermes et tous les édifices somptueux que la munificence romaine s'était plu à élever dans cette délicieuse contrée. Les nouveaux vainqueurs ne laissèrent pas pierre sur pierre ; sur les ruines de l'opulente cité s'élevèrent bientôt quelques misérables cabanes qui ne formèrent d'abord qu'un petit hameau.

Cette ville reparaît dans l'histoire sous la domination des rois francs ; et c'est alors qu'elle fut appelée Bade. Elle appartint plus tard à l'abbaye de Wissembourg, au duché de Souabe, et enfin à la maison de Zæhringen, qui l'incorpora dans ses vastes domaines. Barberousse la donna en fief au margrave Hermann ; ses descendants en firent leur résidence, et c'est de cette époque qu'elle commença à sortir de ses ruines et qu'elle fut entourée de fortifications. Elle fut assiégée, en 1330, par Berthold, évêque de Strasbourg, mais il fut forcé de se retirer devant ses moyens de défense. En 1689, les Français, commandés par le général Duras, la réduisirent en cendres. Ses fortifications ne furent plus relevées, et c'est alors que les margraves de Bade fixèrent leur résidence à Rastadt. La révolution française rendit à Bade une partie de son ancienne splendeur, et depuis cette époque elle devint le rendez-vous de la société élégante de l'Europe entière. La brillante destinée de cette antique cité ne paraît pas encore réalisée ; car tous les ans de charmantes villas s'élèvent sur les collines environnantes, de vastes hôtels, de somptueux palais surgissent comme par enchantement. Des embellissements de tous genres parent cette cité déjà si coquette, de tous les attraits du luxe et de l'art le plus raffinés ; tous les styles, toutes les époques se trouvent réunis dans ces élégantes constructions, comme aussi toutes les nations se réunissent à Bade, pour former cette bigarrure de costumes, de modes, de langage, de coutumes, qui font que ce petit coin de terre enchanté renferme à lui seul pendant la belle saison plus d'élégance, plus de richesse, plus de plaisirs, que tous les autres bains réunis. Cet état de prospérité toujours croissant prouve que Bade n'est pas encore à son apogée de gloire et de munificence, et que l'ancienne cité romaine sera bientôt dépassée en luxe et en prospérité (si elle ne l'est déjà) par la villa badoise. Ce succès, Bade ne le doit pas seulement à l'attrait des plaisirs, à sa délicieuse position et à son climat si doux, mais encore à ses thermes si justement célèbres par leurs vertus bienfaisantes.

Bade et ses environs ont été décrits par les littérateurs les plus distingués de tous les pays, et ses sites crayonnés par les artistes les plus habiles. Nous ne nous permettrons pas de traiter après eux le même sujet. Nous nous bornerons à indiquer sommairement les beautés de Bade et les sites les plus intéressants à visiter; quant aux détails, nous engageons le lecteur à les lire dans le charmant ouvrage de M. E. Guinot[1].

Salle de conversation. En arrivant à Bade, le malade comme le touriste vont avant tout visiter la salle de conversation, magnifique palais situé sur la rive gauche de l'Oos, aux pieds du Benting et des collines du Frensberg, converties en charmants jardins anglais. C'est depuis ces hauteurs qu'on peut le mieux admirer le ravissant panorama de Bade. La salle de conversation est un magnifique édifice orné d'un portique corinthien, et renfermant un café, une galerie pour

---

[1] *Un été à Bade*, par Eugène Guinot, illustré par Tony Johannot, etc. 2ᵉ éd. Paris, Ernest Bourdin, éditeur.

les fumeurs, de vastes et brillants salons de jeux, des salles de bals, de concerts, etc. L'aile droite du bâtiment est occupée par un magnifique restaurant qui peut rivaliser sous le rapport du luxe et de l'art gastronomique avec les plus beaux et les meilleurs de Paris; il peut contenir deux cents convives Rien de plus somptueux que cette vaste salle ornée par de gracieuses peintures de Cicéri. A gauche du péristyle se trouve la librairie littéraire et artistique de M. Marx; on y trouve tout ce qu'on peut désirer en fait de gravures, de journaux et de livres de tous les pays. Cet établissement occupe la place de l'ancien théâtre.

M. Bénazet vient de réaliser un rêve qui paraissait impossible, en surpassant encore le luxe et la splendeur des anciens salons; il vient de faire construire dans le palais de la conversation quatre nouveaux salons consacrés aux grandes fêtes et aux réunions d'élite. Je ne me hasarderai pas à décrire ces splendides appartements, décorés par les artistes les plus célèbres et meublés dans le style de différentes époques: rien n'égale le goût et la splendeur féerique de ces salons. Pour s'en faire une idée, il faut lire la description qu'en fait M. E. Guinot.

Une magnifique terrasse bordée d'orangers s'étend devant ce palais et sert de promenade le soir, tandis que l'ancienne promenade et les jardins qui l'environnent abritent les promeneurs pendant les chaleurs du jour. De nombreux magasins étalent sous ses arbres les produits originaux de tous les pays, étoffes précieuses, cristaux de Bohême, toiles de Hongrie, pendules et objets d'art de la Forêt-Noire, et même des bijoux de Paris, etc.

A côté de la salle de conversation on remarque un autre palais non moins splendide : c'est la *Trinkhalle*, où les buveurs d'eau minérale se réunissent tous les matins. Ce bâtiment se compose d'un portique de 90 mètres de longueur sur 12 mètres de largeur, formé par seize colonnes corinthiennes. Quatorze fresques représentant diverses légendes décorent cette galerie. La *Trinkhalle* proprement dite est une vaste salle peinte à la fresque, et dont la voûte est soutenue par une énorme colonne de marbre, à laquelle sont adaptés deux griffons d'où jaillit l'eau thermale. Cette eau est amenée des sources à l'aide de canaux souterrains.

C'est derrière ces deux bâtiments que se trouve la cabane de Socrate, d'où l'on jouit d'un magnifique point de vue sur la ville, le nouveau château, les ruines du vieux château et sur le Mercure. Rien de plus coquet que l'aspect de la ville de Bade : c'est un mélange de grandeur et de simplicité, toutes les positions sont possibles et acceptées dans cette ville de plaisirs et de liberté ; tous les rangs de la société, toutes les fortunes, toutes les illustrations y vivent pêle-mêle sans s'y mélanger, depuis le simple touriste jusqu'au potentat ; tout le monde oublie son rang ou sa fortune pour ne penser qu'aux plaisirs. Aussi le simple prolétaire peut vivre à Bade à peu de frais, de même que le millionnaire peut trouver moyen d'y dépenser ses revenus.

Les salles de jeux, de concerts, de bals sont publiques, il y a en outre des réunions particulières où l'on est reçu moyennant un abonnement. Le théâtre est desservi par une troupe française ou allemande, il y a trois représentations par semaine. Les artistes les plus éminents se rendent à Bade tous les ans. De plus, un orchestre excellent se fait entendre l'après-midi sur la terrasse de la conversation, les musiques autrichienne et badoise alternent avec l'orchestre de M. Bénazet.

Tout excite dans Bade l'admiration des étrangers, les hôtels sont magnifiques. Tout près de la promenade on remarque le palais de la grande-duchesse Stéphanie. Les excursions les plus intéressantes sont : les ruines du vieux château, d'où l'on jouit d'une vue immense sur toute la plaine du Rhin, le nouveau château habité par le grand-duc, et dont les magnifiques jardins sont ouverts à tous les étrangers. On peut y visiter les cachots souterrains et même les appartements du grand-duc lorsqu'il est absent.

L'excursion la plus rapprochée est le village de Liechtenthal ; on y arrive depuis Bade par une charmante allée dans laquelle se croisent de nombreux et élégants équipages. On va visiter le couvent de Liechtenthal, fondé en 1245 par la pieuse Hilmengarde, veuve de Hermann V. On remarque dans l'église les tombeaux de plusieurs margraves. Depuis les collines qui environnent ce couvent, on jouit de points de vue admirables.

Tous les jours on pourra varier les excursions depuis Bade, et on verra successivement des sites plus enchanteurs les uns que les autres. Nous ne pouvons que les énumérer : *L'allée des Soupirs, la chaire du Diable, le rocher de l'Ange, la gorge du Loup, le Mercure, le nouveau château d'Eberstein,* avec ses superbes salles d'armes et sa vue admirable sur la vallée de la Murg, les ruines imposantes *du château d'Ebersteinburg, Gernsbach* avec sa population de flotteurs, *Rothenfels, Gaggenau, la cascade de Géroldsau, les Herrenstein, les bains de la Houb, les Hornisgründe, le Mummelsée, le vieux château d'Iburg, la maison de chasse,* etc. Il est impossible de décrire même sommairement, dans un ouvrage de ce genre, les nombreuses excursions qu'on peut faire depuis Bade.

Arrivons maintenant à l'affaire spéciale.

Les sources. Près de l'église paroissiale se trouve l'ancienne galerie des buveurs, portique à deux rangs de colonnes doriques, et d'où l'on jouit d'une vue admirable sur la ville. Bade possède beaucoup de sources; la principale s'appelle *Ursprung* (origine), parce qu'on la considère comme le point de départ des autres, elle se trouve vis-à-vis de la galerie dont nous venons de parler, au pied de la terrasse du *Schneckengarten* (jardin des escargots), à la place appelée *Hœll* (enfer), et qui ne reste jamais couverte de neige. Elle est maintenant dans un bâtiment appelé *Dampfbad* (bains de vapeurs). Cette source a 63° c., elle est formée de deux sources qui étaient probablement déjà connues des Romains. Elle est très-abondante. C'est à côté de cette source que se trouve la salle des antiquités romaines trouvées à Bade. C'est l'eau de cette source qui est conduite dans les hôtels de la ville et dans la nouvelle *Trinkhalle*.

Le *kühler Brunnen* (fontaine fraîche) est formé par deux sources, dont l'une a 44° c. et prend naissance sous la salle des antiquités, et l'autre près du *Ursprung*; cette dernière a 49° c.

La *Bütte* (cuve). C'est à travers une sombre allée qu'on parvient au milieu d'une montagne où naissent quatre sources qui forment la *Bütte*, on l'appelle aussi *Metzigquelle* (source de la boucherie); ces sources ont de 45° c. à 62° c. Celles du côté gauche sont plus chaudes que celles du côté droit.

Les *Klosterquellen* (sources du couvent) prennent naissance dans le couvent, elles ont une température de 56° c. Ce sont les plus abondantes après le *Ursprung*. D'après Gugert, il s'en dégage de l'acide carbonique libre et de l'azote.

Les deux *Judenquellen* (sources des juifs) ont leur origine tout près de la précédente, elles ont aussi 60° c.

Il y a encore la *Murquelle* (56° c.), la *Feldquelle*, celle de l'*Ungemach*, et plusieurs autres qui n'ont pas encore reçu de noms.

Outre le *Dampfbad*, qui appartient au prince, et les bains du couvent et de l'hôpital, il y a encore plusieurs établissements de bains dans plusieurs hôtels. Nous citerons les principaux. La *Cour de Darmstadt* possède trente-trois cabinets de bains, tenus avec élégance et une propreté remarquable. Des douches de tous les calibres et de toutes espèces, y compris les douches ascendantes, forment les accessoires de ces bains. On a en outre établi à l'hôtel de *Darmstadt* des bains et des inhalations de bourgeons de sapins, on ajoute souvent à ces bains une décoction de bourgeons plus concentrée pour augmenter l'activité du bain. L'hôtel du *Cerf* a vingt cabinets de bains, parfaitement tenus, avec tous les accessoires, douches ascendantes et descendantes, bains de bourgeons de sapins et d'inhalations de sapins, et bains russes. Enfin, l'hôtel de la *Cour de Bade* (ne pas confondre avec l'hôtel de *Bade* près de la station) possède trente-deux cabinets de bains, tenus avec les mêmes soins et le même luxe que les précédents, on y prend aussi des bains et des inhalations de bourgeons de sapins.

Dans les principaux établissements de bains à Bade, on se baigne dans de vastes piscines en porcelaine ou en stras incrustées dans le sol; d'élégants vestiaires sont attenants à plusieurs de ces cabinets. L'eau y est amenée à l'aide de doubles tuyaux munis de robinets: l'un fournit l'eau chaude et l'autre l'eau refroidie. Ce refroidissement s'opère dans de vastes réservoirs et ne demande pas moins de vingt-quatre heures. Le prix des bains varie selon les établissements, mais en général il est très-modéré. Le bain des Pauvres, avec quarante-six réservoirs, est spécialement destiné aux sujets badois ; cependant on y reçoit aussi les Strasbourgeois, mais ils n'ont que les bains gratis.

Bade possède en outre deux établissements : le bain ferrugineux (*Stahlbad*), dont nous n'avons pas l'analyse, et le bain de Stéphanie, qui se trouve sur l'allée de Liechtenthal, de l'autre côté de l'Oos ; il paraît que cet établissement va être reconstruit sur un vaste plan, et que la société parisienne qui en fait l'acquisition, a obtenu la concession de la source ferrugineuse qui se trouve à un quart de lieue du bain de Stéphanie. Plus loin, se trouve encore un autre établissement de bains froids.

Enfin, l'eau de Bade jouit d'une telle renommée dans les maladies des animaux domestiques, qu'on a bâti, il y a quelques années, un établissement de bains pour les chevaux, avec tous les accessoires nécessaires pour les douches, etc., le tout sous la surveillance d'un vétérinaire éclairé.

Les sources minérales de Bade sortent toutes du gneiss, elles ont été soumises depuis longtemps à de nombreuses analyses par Hügel, Pictor, Gunther, Tabernæmontanus, Mathaï, Küffner, Widmer, Bellon, Salzmann, Ruland, Otto, Wolf, Salzer, Kastner et Kœlreuter. Nous regrettons que M. le professeur Bunsen n'ait pas encore fait l'analyse de ces sources.

D'après Salzer, l'eau de Bade contient :

	Par livre badoise. Grains.	Par kilogramme. Grammes.
Chlorure de sodium	17,3/4	2,3112
— de magnésium	0,1/2	0,0651
— de chaux	1,5/9	0,2025
Sulfate de chaux	2,2/5	0,3125
Carbonate de chaux	1,1/2	0,1953
Oxide de fer	0,1/2	0,0651
	24,205	3,1517
Acide carbonique	1/2 pouce c. = 13ᶜᶜ,5	

Nous croyons superflu de donner les analyses de Kastner et celles de Kœlreuter, elles ne diffèrent de celles de Salzer que par des proportions insignifiantes.

Cette eau a une saveur *sui generis* qui n'est pas désagréable, et qui a quelque analogie avec celle du bouillon de poulet.

En résumé, la minéralisation de l'eau de Bade est très-faible, son principe dominant est le chlorure de sodium (sel de cuisine). Il faut donc supposer dans cette eau d'autres principes que ceux qui y ont été découverts par les différentes analyses, ou bien invoquer d'autres causes inconnues pour expliquer ses effets merveilleux dans un grand nombre de maladies. Bien que la chimie n'y ait pas encore découvert l'iode et le brome, Heyfelder suppose que ces deux substances s'y trouvent comme dans les eaux de Bourbonne, et que tôt ou tard on les découvrira.

Les eaux thermales de Bade ont une action très-prononcée sur le système lymphatique et ganglionnaire, par là elles sont employées comme résolutives dans les tumeurs de toutes espèces.

Elles augmentent l'activité des organes digestifs, la sécrétion urinaire, et stimulent les fonctions de la peau; aussi sont-elles indiquées dans les rhumatismes, surtout dans ces névralgies générales si difficiles à guérir et dépendant d'une cause rhumatismale, dans les contractures provenant de blessures, dans les fractures, les calculs urinaires et le catarrhe de la vessie.

Il n'y a que les maladies chroniques de la peau qui se guérissent à Bade, surtout celles qui sont liées à une diathèse scrofuleuse. Les paralysies provenant de blessures ou d'attaques réitérées de rhumatisme se guérissent mieux que celles qui dépendent d'une maladie organique de la moelle épinière.

D'après Pitschaft, l'usage sagement dirigé des eaux de

Bade guérirait l'anasarque, et l'ascite jamais. Ce même observateur, ainsi que Kræmer, les conseillent pour faire disparaître les suites de l'apoplexie séreuse ou nerveuse; mais ils ont observé qu'elles ne rendaient pas les mêmes services dans l'apoplexie sanguine. La goutte se trouve aussi favorablement modifiée, mais non guérie.

Pitschaft recommande aussi ces eaux dans les suppressions des règles, dans la stérilité, en tant que ces états dépendent d'une cause rhumatismale ou scrofuleuse. On l'emploie dans ces derniers cas à l'intérieur, en bains et en douches ascendantes.

Les bains de vapeurs thermales et ceux de vapeurs aromatiques (bourgeons de sapins) sont principalement employés dans les rhumatismes rebelles, la goutte, les maladies cutanées chroniques invétérées et liées à une diathèse scrofuleuse, dans les surdités commençantes, et dans les affections du larynx et de la trachée. Il est bien évident qu'ils sont contre-indiqués chez tous les individus prédisposés aux hémorrhagies ou aux congestions cérébrales, enfin chez les femmes à l'époque de la menstruation. Ces bains de vapeurs thermales sont d'un secours précieux dans les affections où ils sont indiqués, mais il faut pour cela qu'ils soient ordonnés avec tact et surveillés avec soin. Les fleurs blanches, les catarrhes utérins et les engorgements de la matrice sont traités avec succès par les douches ascendantes.

On emploie aussi les eaux de Bade en lavements, dans les engorgements du foie, de la rate, et dans ceux des ganglions mésentériques.

Le limon des sources est employé en topique, comme agent dissolvant et résolutif dans les raideurs des articulations et dans différentes tumeurs.

Les vrais malades qui font la cure à Bade, feront bien de suivre un régime diététique convenable. Ceux qui ne viennent dans cette ville de plaisirs que pour jouir de son délicieux climat et de ses sites enchanteurs, éviteront de prendre des bains d'eau thermale, car leur usage inopportun n'est pas sans dangers.

L'eau thermale se boit à la dose de trois à six verres et même plus, suivant les indications des médecins. On trouve réunis à la *Trinkhalle* tous les adjuvants nécessaires au traitement des différents états pathologiques qui réclament l'emploi des eaux de Bade. Un Suisse d'Appenzell distribue le petit-lait aux malades qui suivent ce traitement. Des petits paquets de sel de Carlsbad sont tout préparés pour ceux qui doivent faire usage d'un léger laxatif associé à l'eau thermale. C'est ordinairement dans le premier verre d'eau qu'on prend ce sel. Enfin, un dépôt de toutes les eaux minérales de l'Europe se trouve établi dans la *Trinkhalle*.

L'hiver si doux et si court à Bade permet de continuer le traitement pendant cette saison. Il ne faut pas croire que les plaisirs désertent cette ville pendant l'hiver. Des réunions plus intimes et au moins aussi attrayantes réunissent les baigneurs qui veulent continuer leur traitement.

Depuis que les réseaux des chemins de fer sillonnent la France et l'Allemagne, les communications avec Bade sont rapides et nombreuses; inutile de les indiquer, Bade communique avec l'Europe entière.

N'oublions pas, avant de terminer cet article, de parler de l'urbanité des habitants de Bade. L'hospitalité chez eux est passée dans les mœurs. Et en cela, ils ne font que seconder M. Bénazet, dont l'activité intelligente s'ingénie à varier tous les jours les plaisirs des hôtes nombreux qui viennent à Bade, comme malades ou comme touristes, réclamer la santé à ses eaux bienfaisantes, ou jouir du repos et des distractions qu'on trouve dans cette délicieuse contrée.

——

BIBLIOGRAPHIE.

La liste des auteurs qui ont écrit sur Bade est trop longue pour que nous la donnions en entier ; nous nous contenterons de citer les principaux :

G. Pictorius. 1560.
Joh. Huggelin. 1559.
Eschenreuter. 1571.
Ruland. 1568.
Joh. Lang.
Tabernæmontanus. 1544.
J. Günther. Argent. 1565.
J. Mathei. 1606.
Dyhlin. 1628.
Küffer. 1625.
Joh. Agricola. 1619.
Bellon. 1766.
Wiedemer. 1756.
W. L. Kölreuter. 1818.
Pitschaft. 1831.
J. Frost. 1836.
Patissier et Boutron-Charlard.
H. Schreiber. 1840.
Heyfelden. 2e éd. 1840.
A. Robert, *Guide du médecin et du touriste aux bains de la vallée du Rhin, de la Forêt-Noire et des Vosges.* Strasb. 1857.

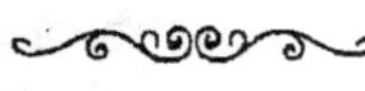

115